Extrait du Bulletin de la Société Industrielle et Agricole d'Angers
et du département de Maine-et-Loire

SUR

L'ALIMENTATION RATIONNELLE

DU BÉTAIL

PAR

ALFRED GRAU

PROFESSEUR DE ZOOTECHNIE A L'ÉCOLE SUPÉRIEURE
D'AGRICULTURE D'ANGERS

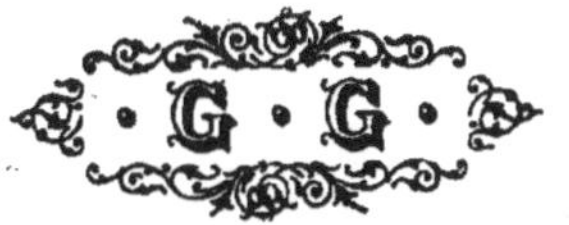

ANGERS

GERMAIN & G. GRASSIN, IMPRIMEURS-ÉDITEURS

40, rue du Cornet et rue Saint-Laud

—

1907

Extrait du *Bulletin de la Société Industrielle et Agricole d'Angers*
et du département de Maine-et-Loire

SUR

L'ALIMENTATION RATIONNELLE

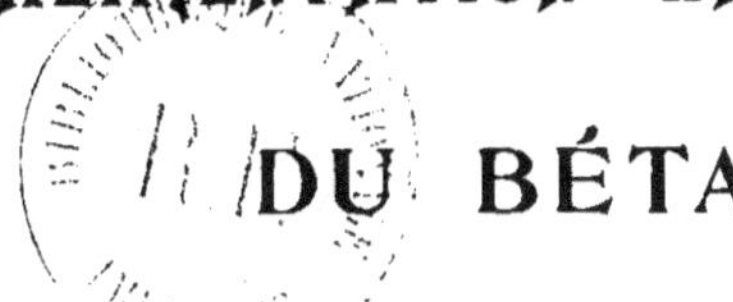

DU BÉTAIL

PAR

ALFRED GRAU

PROFESSEUR DE ZOOTECHNIE A L'ÉCOLE SUPÉRIEURE
D'AGRICULTURE D'ANGERS

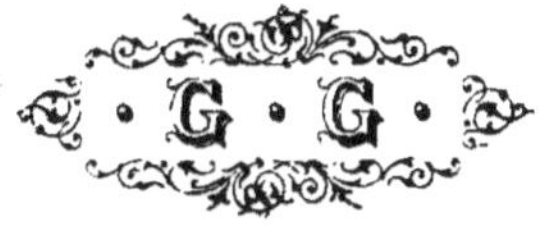

ANGERS

GERMAIN & G. GRASSIN, IMPRIMEURS-ÉDITEURS

4o, rue du Cornet et rue Saint-Laud

1907

Sur l'Alimentation rationnelle du bétail

En général, le public agricole n'est pas toujours bien au courant de la façon dont il faut comprendre l'alimentation du bétail pour que celle-ci soit à la fois rationnelle et économique. S'il existe des exploitations habilement dirigées où l'alimentation des animaux est très bien comprise, combien n'y a-t-il pas de petites fermes et de petites métairies où le bétail reçoit, surtout pendant la mauvaise saison, une nourriture souvent grossière et presque toujours incomplète, qui ne lui permet pas de donner tous les produits qu'on serait en droit d'en attendre !

Pendant l'été, les animaux domestiques sont, d'habitude, sustentés suffisamment. Ils trouvent, lorsqu'ils sont au pâturage, ce qui leur est nécessaire, ou peuvent y compléter la ration journalière. Mais, l'hiver, c'est au cultivateur à régler lui-même l'alimentation quotidienne et, pour cela, il lui faut connaître des notions qui sont encore peu répandues, malheureusement.

L'agriculteur avisé et prévoyant a soin de garnir ses greniers. A cette intention, il oriente ses cultures de telle sorte qu'il ait assez de fourrage pendant la saison froide ; son bétail comporte un certain nombre de têtes et pas plus que n'en peut comporter l'importance de l'exploitation. Il a soin de maintenir continuellement ses animaux en bon état, en particulier les jeunes, de façon que leur croissance soit bien régulière et ne présente pas d'arrêts, qui seront préjudiciables à la conformation. Il ne fait pas le sevrage beaucoup trop tôt, comme cela arrive encore assez fréquemment dans les fermes, ce qui ne peut donner que de mauvais résultats au point de vue de la précocité et du rendement futur. Enfin, il ne se contente pas de bien nourrir, mais il cherche encore la manière de nourrir qui coûte le moins cher, en choisissant les substances produites à la ferme revenant au meilleur marché, et en y joignant au besoin de bons aliments qu'il trouve dans le commerce aux prix les plus avantageux.

Mais ces matières doivent contenir en même temps les principes nutritifs indispensables pour constituer une ration satisfaisante. A cet égard, l'expérience nous apprend ce qu'il faut donner à chaque catégorie d'animaux en vingt-quatre heures, pour en obtenir le maximum de rendement. On a dressé des mercuriales qui, dans cet ordre d'idées, fournissent des renseignements très utiles et très complets.

Pour bien comprendre ces indications que l'on retrouve dans tous les ouvrages spéciaux d'agriculture, il importe de savoir que dans un aliment se trouvent quatre catégories de substances : 1° les matières azotées ; 2° les matières hydrocarbonées ; 3° les tières grasses ; 4° les matières minérales. Pour ces dernières qui servent à la constitution du squelette, nous n'insisterons pas, car elles sont ordinairement en assez grande quantité dans les aliments quelle qu'en soit la nature.

Les matières azotées sont les plus importantes : ce sont celles qui nourrissent véritablement l'animal, qui forment ses tissus lorsqu'il est jeune et qui servent à donner des produits à l'âge adulte : lait, laine, viande, fumier.

Les matières hydrocarbonées servent à entretenir le calorique nécessaire aux diverses fonctions de la vie, à donner la force et le mouvement, à réparer les pertes de chaleur, à maintenir la température normale du corps.

Les matières grasses ont un rôle analogue aux précédentes, mais elles se décomposent moins vite dans l'organisme et peuvent même former des réserves qui se déposent en certains points des organes et sous la peau, où elles forment le tissu adipeux. Ce sont celles qui donnent à l'animal son embonpoint lors de l'engraissement.

Chaque aliment comporte ces différents principes à un degré plus ou moins grand. On sait que, selon la teneur élevée, moyenne, ou faible en ces éléments, les aliments sont dits concentrés (grains, sons, tourteaux), ordinaires (foins), pauvres (pailles, balles, racines). Leur composition est donc très variable et il est nécessaire d'avoir à ce sujet des données précises pour établir convenablement la ration.

Par exemple, si nous comparons le grain avec la paille, nous constaterons que le grain renferme beaucoup plus de matières azotées, tandis que la paille est surtout riche en matières hydrocarbonées. On peut également trouver la composition exacte des différents aliments dans des tables qui figurent dans les ouvrages spéciaux et dont nous donnons plus loin un aperçu.

Connaissance, d'une part, de la quantité de principes nutritifs : matières azotées, matières hydrocarbonées, matières grasses, nécessaires aux animaux de telle ou telle espèce ; connaissance, d'autre part, du taux pour cent de ces principes contenus dans les aliments envisagés, en tenant compte de leur valeur argent et en adoptant ceux qui livrent l'unité nutritive ; azote, graisse, hydrate de carbone, au prix le plus bas, telles sont les considérations qui permettent de réaliser la meilleure combinaison alimentaire.

Toutefois, ajoutons que, dans tout aliment, on ne doit pas négliger la digestibilité. À cause de cela, ce n'est que la somme de principes *digestibles* qui est le plus généralement mentionnée dans les tables de composition d'aliments plutôt que les mêmes principes *bruts*.

Enfin, entre les divers éléments digestibles il faut une certaine proportion, ce qu'on appelle la *relation nutritive*, qui est le rapport de la matière azotée à l'ensemble des matières non azotées. Ce rapport, qui est de 1/5 environ dans le bon foin de pré, varie de 1/3 pendant l'allaitement, jusqu'à 1/8 et même 1/10 à l'âge adulte ; chose facile à comprendre, car l'importance des matières azotées dans la ration doit être plus grande chez les jeunes, qui ont des tissus à développer. Ces principes généraux suffisent pour établir les bases de l'alimentation rationnelle. Nous allons les examiner plus en détail.

Ce que les aliments doivent fournir à l'animal. — Pour assurer aux animaux domestiques un développement complet, pour les maintenir en bonne santé, pour leur permettre de donner le plus grand rendement et les meilleurs produits, il faut d'abord que la nourriture qu'ils consomment réponde bien à leurs besoins et soit exactement adaptée à leurs conditions d'existence et aux diverses fonctions qu'ils ont à remplir.

Les aliments jouent un triple rôle dans l'économie. Ils doivent, en effet, maintenir constante la température du corps en réparant les déperditions continuelles de chaleur que l'animal éprouve par rayonnement, par la transpiration, par la respiration et par l'échauffement des boissons et des aliments ingérés froids. Ils doivent aussi pourvoir aux besoins du fonctionnement normal des muscles, des organes internes et à leur réparation. Enfin, ils ont à faire face aux besoins supplémentaires de l'animal lorsqu'il a à fournir du travail, du lait, de la chair, s'il est en état de croissance, de la graisse pendant l'engraissement.

Ainsi, les pertes journalières de l'animal sont de deux sortes, d'une part, celles qui proviennent du jeu régulier de la vie ; d'autre part, celles qui résultent des services rendus, lesquels demandent un supplément de travail pour l'organisme. Les premières seront compensées par la ration alimentaire d'*entretien*, qui serait suffisante si l'animal restait toujours au repos complet, dès qu'il est arrivé au terme de la croissance. Les secondes exigeront un complément de ration, autrement dit une ration spéciale de *production* ou d'*accroissement*, qui s'ajoutera à la ration d'entretien quand l'animal aura à produire de la force, de la laine, du croît, etc., ce qui est toujours le cas, car, si on tient des animaux chez soi, c'est évidemment en vue d'en obtenir des services.

Pour ce qui est de la ration, il est bien entendu que c'est de la quantité de nourriture à donner par vingt-quatre heures à un animal qu'il s'agit. On pourrait être fixé sur son importance en consultant les tables de rationnement ci-dessous, qui indiquent approximativement les chiffres, pour mille kilos de poids vif, des principes nutritifs nécessaires dans les différentes circonstances à envisager. On les a calculées proportionnellement au poids vif des animaux, en prenant une moyenne sur un lot assez nombreux. Les renseignements qui s'y trouvent, s'ils ne sont pas d'une exactitude rigoureuse, montrent néanmoins d'une façon assez précise les pertes à couvrir et par suite la restitution d'aliments convenable. Il est bien évident qu'on ne pouvait pas y tenir compte des différences individuelles d'appétit et de puissance digestive et que c'est à chacun à les apprécier pour augmenter et diminuer légèrement la ration moyenne adoptée lorsqu'on la distribue.

TABLE DES RATIONS TYPES

(d'après Wolff et Lehmann)

*Quantités de principes nutritifs nécessaires aux divers animaux,
par jour, pour 1.000 kilos de poids vif*

ESPÈCE ANIMALE	Matières sèches totales	ÉLÉMENTS DIGESTIBLES				Relation nutritive (Rapport des matières azotées aux matières non azotées)
		Matières azotées	Hydrates de carbone	Matières grasses	Total	
Bœuf..... (au repos à l'étable....	18	0.7	8.0	0.1	8.8	1 : 12
Bœuf..... { lors d'un travail moyen	25	2.0	11.5	0.5	14.0	1 : 8
(id. fort...	28	2.8	13.0	0.8	16.6	1 : 6
Bœuf (1re période...........	30	2.5	15.0	0.5	18.0	1 : 6.5
ou vaches 2e période...........	30	3.0	14.5	0.7	18.2	1 : 5.4
à l'engrais/ 3e période...........	26	2.7	15.0	0.7	18.4	1 : 6.1
(donnant 5 kil. de lait.	25	1.6	10.0	0.3	11.9	1 : 7
Vaches id. 7 id. id. .	27	2.0	11.0	0.4	13.4	1 : 6
laitières) id. 10 id. id. .	29	2.5	13.0	0.5	16.0	1 : 5.7
(id. 12 id. id. .	32	3.3	13.0	0.8	17.1	1 : 4.5
Moutons grandes races	20	1.2	10.5	0.2	11.9	1 : 9
Id. races fines	23	1.5	12.0	0.3	13.8	1 : 8.5
Brebis nourrices..................	25	2.9	15.0	0.5	18.4	1 : 5.5
Moutons à l'engrais, 1re période...	30	3.0	15.0	0.5	18.5	1 : 5.5
Id. id. 2e période ...	28	3.5	14.5	0.6	18.6	1 : 4.5
(travail faible	40	1.5	9.5	0.4	11.4	1 : 7
Cheval....) id. moyen	24	2.0	11.0	0.6	13.6	1 : 6.2
(id. fort...........	26	2.5	13.3	0.8	16.6	1 : 6.1
Truie nourrice..................	22	2.5	15.5	0.4	18.4	1 : 6.6
Porcs (1re période...........	36	4.5	25.0	0.7	30.2	1 : 5.9
à l'engrais/ 2e période...........	32	4.0	24.0	0.5	28.5	1 : 6.3
3e période...........	25	2.7	18.0	0.4	21.1	1 : 7
(2 à 3 mois...........	23	4.0	13.0	2.0	19.0	1 : 3
Veaux) 3 à 6 mois...........	24	3.0	12.8	1.5	17.3	1 : 4
d'élevage / 6 mois à 1 an.........	25	2.5	12.5	0.7	15.7	1 : 5.5
(1 an à 2 ans	26	2.0	12.0	0.5	14.5	1 : 7
(3 à 6 mois...........	26	3.8	15.0	0.7	19.5	1 : 4
Agneaux.. 6 mois à 1 an.........	25	3.0	14.0	0.5	17.5	1 : 5
(1 an à 2 ans.........	23	2.0	13.0	0.4	15.4	1 : 7
(3 à 7 mois	35	4.5	22.0	0.7	27.2	1 : 5.2
Porcelets . 6 à 9 mois...........	30	3.2	19.5	0.4	23.1	1 : 6.5
(9 à 12 mois..........	26	2.2	16.5	0.3	12.0	1 : 7.5

Le rationnement proportionnel au poids vif *pour une même espèce domestique* me semble préférable et plus pratique que le rationnement proportionnel à la surface du corps. Avec la bascule[1], ou même à l'œil, on peut facilement connaître le poids de ses animaux et en déduire la ration. L'autre procédé, préconisé cependant par des praticiens de valeur, est moins commode à réaliser dans les fermes. Quel est le cultivateur qui s'astreindra aux mensurations à faire et à combien d'erreurs ne sera-t-on pas exposé en les prenant? Il est plus aisé d'évaluer la pesée, surtout pour les représentants d'une seule espèce ; car, si l'activité sanguine et les besoins sont plus considérables pour les petites espèces animales que pour les grandes, les premières ayant, toutes proportions gardées, une surface supérieure à celle des secondes, et, partant, des pertes de chaleur plus fortes, ces variations sont peu sensibles quand on ne considère que l'une des deux catégories. Point n'est donc besoin de recourir à l'évaluation de la surface; la pesée suffit pour différencier les besoins de chaque bovin, cheval, mouton ou porc, qui ont chacun leur ration particulière indiquée pour mille kilos[2] aux tables, selon leur âge, leur état ou leur mode d'exploitation, avec, en outre, la *relation nutritive* convenable.

Pour les gros animaux, la ration d'entretien est de 1 kil. 500 à 2 kilos de matières sèches par 100 kilos de poids vivant de l'animal, soit, si nous prenons comme type le bon foin de prairie, à peu près 1 kil. 750 de foin. Pour les petits animaux, elle est beaucoup plus forte, quatre fois plus pour le lapin, par exemple.

La ration de production varie naturellement avec le but à atteindre. Elle oscille entre 2 et 3 % en matières sèches du poids vif pour le gros animaux et 4 % pour les porcs. La ration *totale*, se composant des deux précédentes réunies, va, en général, de 3 à 5 % du poids vivant.

Ces données, sur lesquelles je me suis étendu, ne doivent, je le répète, que nous servir de guides et de points de repère dans l'établissement de la ration. Un exemple criterium est la manière dont se comporte l'animal qui la reçoit. S'il diminue de poids, il n'y aura qu'à la forcer un peu et inversement dans le cas contraire lorsqu'on ne tient pas à voir grossir la bête.

En dernier lieu, n'oublions pas que l'appareil digestif des animaux demande une certaine excitation pour bien fonctionner et, par conséquent, que le volume de la ration doit être en rapport avec la capacité du tube digestif, de façon à le remplir convenablement, ni trop, ni trop peu. L'estomac du cheval contient de

---

[1] Il serait à désirer que dans les villages soit établie une bascule communale où les cultivateurs pourraient aller peser leurs bestiaux moyennant une faible rétribution.

[2] Ce qui permet par un simple calcul de la ramener au poids respectif de chaque animal.

10 à 15 litres, celui du mouton 25 litres et celui d'un bœuf adulte 200 à 250 litres. Donc, le cheval exige une alimentation plus concentrée que le bœuf qui se contente d'une nourriture grossière et riche en cellulose ou en eau. Aussi la quantité de matières nutritives nécessaires au cheval se donne-t-elle sous forme de grains principalement, tandis que les principes nécessaires au bœuf lui sont distribués sous forme de fourrages verts, de racines, de pulpes en pays sucriers, d'herbe en pays de pâturages ou de foin et de choux d'hiver, c'est-à-dire d'aliments pauvres.

Somme toute, les aliments doivent fournir à l'animal une quantité suffisante de chacun des principes nutritifs, ce dont nous pouvons nous faire une idée par les tables de rationnement et leurs chiffres ou *normes* alimentaires, résultats d'expériences sérieuses et précises. La nourriture ainsi comprise rapportera intégralement à l'organisme les matières azotées, hydrocarbonées, grasses et minérales perdues par l'élimination vitale et, au besoin, les matières nécessaires pour le développement des tissus ou la fixation de la graisse. Les animaux bien alimentés dès le jeune âge seront plus précoces, mieux constitués et mieux portants. Une bonne alimentation est, à coup sûr, la base de l'amélioration des races.

Du choix des aliments à faire entrer dans la ration. — Tel sol tel fourrage ; tel fourrage tel bétail. Pour bien nourrir ses animaux, l'agriculteur doit en même temps bien cultiver sa terre. C'est dans les pays de culture avancée, où le sol est exploité au maximum, que les bêtes sont grandes et fortes, tandis qu'au contraire elles restent chétives et mal conformées dans les régions pauvres et routinières. Partout où les récoltes sont abondantes, le bétail est sustenté à suffisance. Si c'est l'inverse, les animaux sont réduits à la portion congrue.

Non seulement cette remarque est-elle applicable vis-à-vis de deux contrées distinctes, mais encore pourra-t-on la faire concernant deux exploitations d'un même pays, l'une dirigée habilement, l'autre conduite sans soin. Qu'arrive-t-il? Dans la première, tout est gain et tout prospère ; dans la seconde, le fermier accuse la mauvaise chance quand il voit ses maigres récoltes et le peu de rapport de son troupeau. C'est qu'il ne s'agit pas uniquement de travailler la terre avec art, il faut aussi se préoccuper de la nature des emblavements à adopter, afin de constituer d'importantes ressources fourragères.

Les animaux domestiques fournissant en général environ la moitié des revenus de la ferme, il n'est que juste qu'ils aient leur part des produits du sol. Cette part, loin d'être perdue, sera transformée avantageusement en viande, lait, travail, laine, dont la valeur est notablement supérieure. Aussi, le cultivateur qui crée des prairies permanentes ou temporaires, qui consacre une partie de son assolement aux plantes-racines, aux betteraves, aux choux, aux maïs, aux légumineuses : luzerne, trèfle, sainfoin ou vesce, aux graminées à récolter en vert, seigle, etc., agit sagement et se prépare des bénéfices pour l'avenir.

Mais ces divers aliments obtenus rentrés (bien entendu, il n'est pas question des bêtes que l'on met en pâturage où elles trouvent ce qu'il leur faut) que va-t-on en faire ? Doivent-ils être distribués n'importe comment, au gré des circonstances ou du hasard ? Certainement non, il faut donner aux bêtes ce dont elles ont besoin : il y a un choix à faire entre les aliments et des proportions à garder. Pratiquement, on sait à peu près ce qui convient à chaque animal et celui-ci reçoit de quoi se garnir la panse, de sorte que ça va, tant bien que mal.

Naturellement, admettons que le fermier ou le métayer n'ait pas l'intention de négliger son troupeau pendant l'hiver avec une nourriture insuffisante, où la paille tient lieu de foin. Supposons les greniers assez pleins et l'alimentation du bétail assurée, quitte à la compléter par des tourteaux ou autres résidus d'industrie consommables achetés au dehors. Cela ne veut pas dire que la ration donnée concorde exactement avec le mode d'exploitation de l'animal, son état ou son âge, et qu'elle n'est pas susceptible d'être améliorée ou modifiée économiquement.

Diminuer les dépenses, augmenter les recettes ; voilà le secret de la prospérité des affaires aussi bien pour l'agriculteur que l'industriel ou le commerçant. Si la ration est bien composée, ce but sera atteint complètement et il n'y aura rien à changer à l'alimentation. Mais combien de cultivateurs en sont-ils là ? Bien peu, assurément. Pour le plus grand nombre, il y a beaucoup de progrès à faire en ce qui concerne l'établissement de la ration. Surtout quand arrive l'hiver et à la rentrée à l'étable, le cultivateur doit se préoccuper plus particulièrement de l'affouragement de son bétail, car c'est l'époque où celui-ci devient le plus difficile et surtout le plus coûteux.

Comment peut-on augmenter les recettes ? La réponse est facile. Avec une meilleure alimentation, les produits donnés par l'animal seront plus abondants, et la grande question est que la plus-value ainsi fournie atteigne le maximum du rendement possible et dépasse de beaucoup l'excédent de dépenses demandé par une nourriture plus forte. Or, cela ne peut pas faire de doute puisque les denrées de nature animale se vendent plus cher que les substances végétales qui en ont été la matière première. *Il faut donc que la nourriture distribuée contienne bien la totalité des matériaux digestibles, indiquée aux tables de rationnement, réclamés par chaque animal pour qu'il puisse rendre entièrement la mesure des services dont il est capable.*

Pour savoir à quoi s'en tenir, il est de toute importance de connaître la teneur respective des fourrages employés en chacun de ces matériaux. Nous donnons ci-contre les tables de composition moyenne des fourrages et aliments les plus couramment utilisés. Elles permettront de se rendre compte si la ration en usage correspond bien à ce qu'il faut donner et mon-

RICHESSE DES ALIMENTS EN PRINCIPES NUTRITIFS

Composition moyenne pour 100

NOMS DES ALIMENTS	Eau	Matières azotées	Matières grasses	Matières hydrocarbonées	Total	Matières minérales	Cellulose brute	ALIMENTS de composition analogue
I. — Foin								
de prairie (qual. moyenne).	14 0	5 8	1 25	41 5	48 55	6 2	26 0	
regain	14 0	8 5	2 00	45 5	56 00	6 6	22 0	
de prairie acide	13 0	5 0	0 90	38 0	43 90	6 3	32 8	
II. — Fourrages verts								
Seigle fourrage	76 0	1 8	0 40	12 4	14 60	1 4	6 7	graminées
Herbes de gras pâturage	78 0	3 4	0 70	11 0	15 10	2 2	4 0	
Trèfle incarnat	81 5	1 6	0 30	7 5	9 40	1 6	6 0	
Vesce commune	75 0	3 2	0 40	8 1	11 70	2 9	5 0	
III. — Pailles								
d'avoine	14 4	1 2	0 60	38 5	40 30	4 0	38 1	
de blé	14 3	0 8	0 40	35 6	36 80	4 6	40 0	
de féverole	18 0	4 7	0 50	34 4	39 60	4 6	35 0	pois, lentilles
de sarrazin	16 0	2 2	0 50	33 6	36 30	6 0		
IV. — Balles et cosses								
d'avoine	14 0	1 7	1 00	32 6	35 30	10 2	30 3	
d'orge	14 3	1 2	0 60	35 0	36 80	13 0	30 0	
de blé	14 3	1 4	0 70	22 8	24 90	9 2	32 6	
V. — Racines et tubercules								
Betterave fourragère	88 0	1 0	0 06	9 1	10 16	0 8	0 9	
Pomme de terre	75 0	1 6	0 08	21 0	22 68	0 9	0 7	
Chou navet	87 0	0 9	0 09	9 5	10 50	1 0	1 1	
VI. — Graines et fruits								
Orge	14 3	7 0	1 90	63 5	72 40	2 7	3 9	
Avoine	13 3	8 3	4 0	47 3	59 60	3 0	10 3	
Blé	14 4	11 3	1 6	64 9	77 80	1 7	2 3	
Seigle	14 0	9 9	1 6	65 8	77 30	2 1	2 5	
Vesce	13 4	23 3	1 6	50 0	74 90	3 2	6 6	
VII. — Produits Industriels								
Son et froment	13 0	10 8	2 7	45 5	59 00	5 6	8 2	
Tourteau de lin	11 8	24 7	9 6	29 8	64 10	7 3	9 4	
Tourteau de colza	18 4	24 9	7 6	23 8	56 30	7 7	11 3	
— de coton décortiqué	10 0	36 9	12 0	16 8	65 70	6 6	5 5	
— d'arachide	11 5	40 4	6 5	23 5	70 40	5 0	5 2	
— Coprah	10 3	15 0	11 0	40 3	66 30	6 9	14 4	

treront les additions ou suppressions nécessaires. S'il manque,
par exemple de la matière azotée, on cherchera à y suppléer en
ajoutant à la ration un aliment concentré qui apporte cet élé-
ment dans la proportion convenable, comme un tourteau de
coton décortiqué ou de germes de maïs, du grain ou du son sui-
vant qu'on a affaire à un bœuf, un cheval ou un animal à qui il
sera bon de donner tel ou tel aliment de préférence. Les principes nutritifs manquants seront trouvés facilement en cher-
chant un peu, parmi des aliments acceptés volontiers par les
animaux. S'il y a au contraire certains matériaux en excès, on
n'aura qu'à diminuer dans la ration les aliments qui en con-
tiennent le plus. (Voir tableau ci-contre.)

Comment peut-on diminuer les dépenses ? En choisissant, pour
constituer ou modifier la ration, les aliments les plus économiques, c'est-à-dire livrant les matériaux digestibles au meilleur marché. Savoir bien choisir, tout est là pour un cultivateur.
Le problème d'une bonne composition des rations exige,
dit Kühn, « non seulement que les fourrages disponibles soient
distribués de telle façon et en telle proportion que les rations
correspondent aux besoins de l'animal et au but de son entretien, mais encore que l'alimentation convienne et corresponde
à ce qu'il y a de préférable au point de vue de la culture et de
plus avantageux au point de vue du bénéfice ».

Le calcul d'une ration économique. — Pour cette année en particulier, les aliments concentrés, comme les tourteaux, valent
assez cher, plus certainement que pendant les années précédentes. Aussi faut-il s'ingénier pour trouver les rations les plus
économiques à n'employer que les aliments qui, tout en consti-
tuant une nourriture convenable, fournissent les principes
nutritifs digestibles au meilleur compte ou qui, pour le même
prix, ont la plus grande valeur nutritive.

Il n'est pas toujours commode d'apprécier la valeur réelle
d'un aliment d'après sa teneur en matériaux digestibles et de
voir si cette valeur est *au-dessus* ou *au-dessous* du cours auquel
l'aliment est vendu dans le commerce. C'est cependant là le
point essentiel pour savoir s'il convient de le garder à la ferme
et de le donner aux animaux ou, s'il est préférable, de le vendre
au dehors pour le remplacer par un aliment ayant la même
valeur nutritive et coté moins cher, partant plus économique.

La betterave fourragère, par exemple, s'achète de 15 à 16 fr.
les mille kilos, au plus et, si on tient compte de sa valeur nutritive, elle vaudrait près de 18 francs.

Le tourteau de coton décortiqué est relativement meilleur
marché que le tourteau de coton non décortiqué. L'avoine, au
contraire, se vend beaucoup plus cher qu'elle ne vaut, si l'on ne
considère que la somme de ses principes nutritifs. On a donc
intérêt à la vendre et à acheter d'autres grains, sauf pour le
cheval qui en a besoin dans notre pays, et encore y a-t-il des
exploitations où les chevaux reçoivent une nourriture où l'avoine

a été remplacée partiellement, par le maïs et les fèveroles[1], et s'en trouvent très bien, de même que la bourse du propriétaire !

Le point de départ de ce choix à faire est l'estimation de la valeur alimentaire des fourrages. Avec la composition en éléments digestibles et si on connaissait le cours de ces différents éléments digestibles, le calcul serait tout simple. Mais c'est justement là que réside la difficulté, car jusqu'ici on n'a pas encore la coutume de vendre un aliment comme un engrais, à tant le kilog d'azote ou à tant le kilo de la matière utile. Actuellement, les produits végétaux divers, grains, tourteaux, fourrages, etc. sont cotés aux 100 kilos, sans s'occuper de leur richesse qu'on pourrait connaître par l'analyse et qui les ferait payer à tant le kilo de matière hydrocarbonée ou tant le kilo de matière azotée ou tant le kilo de matière grasse.

Évidemment, on ne peut pas assimiler un aliment à un engrais chimique. Celui-ci n'a de valeur que par la quantité et la forme des éléments fertilisants qu'il renferme. Un aliment, en outre de sa richesse en éléments nutritifs, doit se payer en raison de son état plus ou moins appétissant, de sa facilité de conservation, de sa forme qui se prête plus ou moins facilement à la distribution, de ses effets spéciaux sur l'engraissement, la lactation, le travail, etc., en même temps que sur la santé de l'animal.

Ces diverses considérations ont chacune leur importance, mais enfin, tout les en faisant entrer en ligne de compte, c'est surtout la première, à savoir la richesse en matériaux digestibles, qui prime toutes les autres pour l'établissement de la ration. Les valeurs argent respectives de ces matériaux n'étant pas courantes dans le commerce, on a essayé de les déterminer de différentes façons et d'obtenir un chiffre consacrant le prix du kilogramme de chaque principe nutritif.

Julius Kühn, directeur de l'Institut agricole de Halle, en Saxe, M. Jules Crevat, en France, ont indiqué des chiffres[2] pour les différentes unités nutritives, en donnant la prépondérance principalement à la matière azotée. Les stations agronomiques allemandes ont adopté actuellement un autre système.

Elles déduisent des cours moyens des marchés la valeur argent de *l'unité nutritive* pour chaque aliment. Il résulte de leurs travaux que les matières azotées et les matières grasses acquièrent

---

[1] 4 kilogr. de maïs peuvent remplacer 5 kilogr. d'avoine.

Quant aux fèveroles, il ne faut pas dépasser 3 litres par jour en remplacement de 5 litres d'avoine. Ces substitutions d'aliments offrent un grand intérêt au point de vue économique, mais il faut les pratiquer avec prudence et en connaissance de cause. On ne doit pas substituer brusquement un aliment à un autre, mais l'introduire progressivement en 6 ou 8 jours dans la ration. Nous reviendrons une autre fois sur cette importante question.

[2] Voici un exemple de ce genre pour le prix du kilogramme de principes nutritifs : 1° matières azotées 0 fr. 4125 , 2° matières grasses 0 fr. 275 ; 3° matières hydrocarbonées 0 fr. 1375.

dansla pratique courante une valeur double de celle des matières hydrocarbonées. De la sorte, en faisant la somme des unités nutritives, en additionnant aux matières hydrocarbonées le double des matières azotées et grasses, on obtient un total d'éléments digestibles pour chaque aliment considéré, et il suffit de diviser le cours commercial de l'année (augmenté le cas échéant des frais de transport à la ferme) par ce total pour savoir à quel prix chaque aliment livre l'unité nutritive. On trouve aisément, par ce procédé quel est, au moment où l'on se trouve, l'aliment le plus avantageux.

Nous donnons ci-dessous le prix moyen de l'unité nutritive dans quelques aliments usuels, tel qu'on peut l'obtenir par cette méthode :

Prix moyen de l'unité nutritive

Avoine	Maïs	Fèverole	Seigle	Tourteau de coton décortiqué
fr. c.	fr. c.	fr. c.	fr. c.	fr. c.
0 27	0 19	0 16	0 20	0 15

On voit que parmi les grains, l'avoine est moins avantageuse que le maïs et la fèverole, ce qui confirme les considérations que nous donnions plus haut. On pourra, au besoin, également remplacer l'avoine par le seigle cuit. En général ce sont les aliments industriels qui sont les plus économiques, à la condition, bien entendu, que les frais du transport ne viennent pas majorer leur prix d'une façon exagérée. Toutefois, hâtons-nous de dire que leurs propriétés échauffantes ou laxatives ne permettent pas de les employer d'une manière exclusive, mais, comme aliments de renfort, et en limitant leur utilisation à une quantité qu'il ne faut pas dépasser (2 à 3 kilogs par tête et par jour en moyenne pour les aliments concentrés, tourteaux, son, mélasse, graines légumineuses), ils peuvent rendre les plus grands services.

Ce sont là des généralités intéressantes à connaître, mais parmi ces diverses catégories d'aliments de prix moyens différents on aura encore souvent à choisir dans l'une ou l'autre entre tel ou tel aliment, tel ou tel grain, tel ou tel fourrage, tel ou tel tourteau, etc. Avec la méthode que nous indiquons on trouvera facilement quel est le plus avantageux, celui qui livre *à pied d'œuvre* l'unité nutritive au plus bas prix. Cette méthode est très pratique en ce sens qu'elle tient compte des fluctuations de cours et permet à chaque saison d'évaluer ceux des aliments qui se trouvent alors être les moins chers. Elle a reçu l'approbation de la Société d'Alimentation rationnelle du bétail, en mars 1904, lors de son huitième congrès, à la suite du rapport documenté de M. Mallèvre, professeur de zootechnie à l'Institut national Agronomique. Toutefois, M. Mallèvre proposait une modification, en demandant, pour obtenir le total d'éléments digestibles, d'additionner les matières hydrocarbonées et les matières azotées à 2,4 fois les matières grasses. Il met ainsi les matières azotées et les matières hydrocarbonées au même rang. Nous ne pensons pas qu'il y ait avantage à adopter cette modification, M. Mallèvre ayant lui-même montré les inconvénients de sa formule. Si la matière azotée ne joue pas un rôle plus utile à poids égal que la matière hydrocarbonée, dans certaines productions, l'engraissement et le travail par exemple, elle n'en conserve pas moins une valeur supérieure pour le cultivateur, ne serait-ce que par l'enrichissement du fumier, quand n'entre pas en question son utilité première, comme pour des bêtes en voie de croissance, en gestation ou en lactation.

Ces notions établies, la marche à suivre pour la constitution et le calcul des rations est simple et facile à saisir. Il faut d'abord, selon les ressources fourragères de l'exploitation, déterminer *la ration disponible*, c'est-à-dire la quantité de chaque aliment pouvant être donnée par vingt-quatre heures aux animaux, voir si cette ration est suffisante et chercher, dans le cas contraire, à la compléter par des aliments économiques achetés au dehors. Autant que possible, le cultivateur prévoyant a organisé ses cultures pour diminuer les achats d'aliments à faire et il s'est arrangé pour avoir dans sa grange et dans ses greniers une réserve suffisante.

Au début de la saison, l'hiver par exemple, il pèse ses animaux ou évalue approximativement leur poids total pour la durée de la saison considérée, deux cents jours environ pour la saison froide. Il répartit entre ses diverses catégories d'animaux, poulains, chevaux, veaux, vaches laitières, bœufs, moutons, porcelets, truies, etc. en tenant compte de leurs poids respectifs, les denrées alimentaires produites sur la ferme. Supposons que, pour une certaine catégorie, les vaches laitières par exemple, il dispose journellement pour 1.000 kilos de poids vif, de 8 kilos de foin de pré, 5 kilos de paille d'avoine, 5 kilos de paille de blé, 2 kilos de balles de blé, 30 kilos de betteraves.

Ces aliments représentent :

		Matière azotée digestible	Matière grasse digestible	Matière hydrocarb. digestible
Foin de pré	8 kil.	0.464	0.100	3.320
Paille d'avoine	5 kil.	0.060	0.030	1.925
Paille de blé	5 kil.	0.040	0.020	1.780
Balles de blé	2 kil.	0.028	0.014	0.466
Betteraves	30 kil.	0.300	0.018	2.730
Soit au total		0.892	0.182	10.211
Or il faut (pour une vache donnant 7 à 8 litres)		2.000	0.400	11.000
Il manque donc		1.108	0.218	0.789

On pourra, pour compléter, ajouter :

Son de froment..........	2,5 kil.	0.270	0.067	1.137
Tourteau de coton décor-tiqué.................	2 kil.	0.738	0.240	0.336
Ce qui donne...............		1.008	0.307	1.473

Comme on le voit. il n'y a pas concordance entre les besoins de l'animal et la ration primitivement calculée. C'est le cas le plus fréquent. Il est nécessaire de rétablir cette concordance en complétant la ration par des aliments achetés au dehors et surtout riches en matières azotées. On choisira les aliments les plus économiques. Admettons que le son de froment et le tourteau de coton décortiqué soient deux denrées faciles à se procurer dans la région et faisant ressortir l'unité nutritive au prix de revient le plus bas. Il ne restera plus qu'à déterminer, par tâtonnements, les quantités de ces aliments nécessaires pour compléter la ration. Dans le cas présent, il faudra ajouter 2,5 kil. de son de froment et 2 kilos de tourteau de coton décortiqué. La ration ainsi établie définitivement satisfait à très peu près aux données de la table de rationnement et il y a beaucoup de chances pour que les vaches laitières ainsi nourries se maintiennent en bon état plus longtemps et en donnant une plus forte quantité d'un lait plus riche. On aurait pu adopter le tourteau de lin, si celui-ci était bon marché, ou en faire entrer une petite quantité dans la ration, par exemple, pour rafraîchir les vaches si celles-ci en ont besoin.

En résumé : utiliser ses propres ressources fourragères et ne recourir pour compléter la ration qu'aux aliments concentrés de meilleur marché. Telle est la règle à suivre pour tout cultivateur.

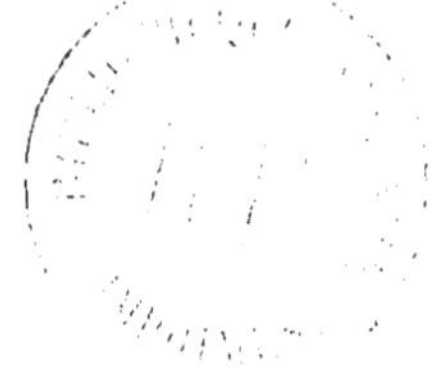